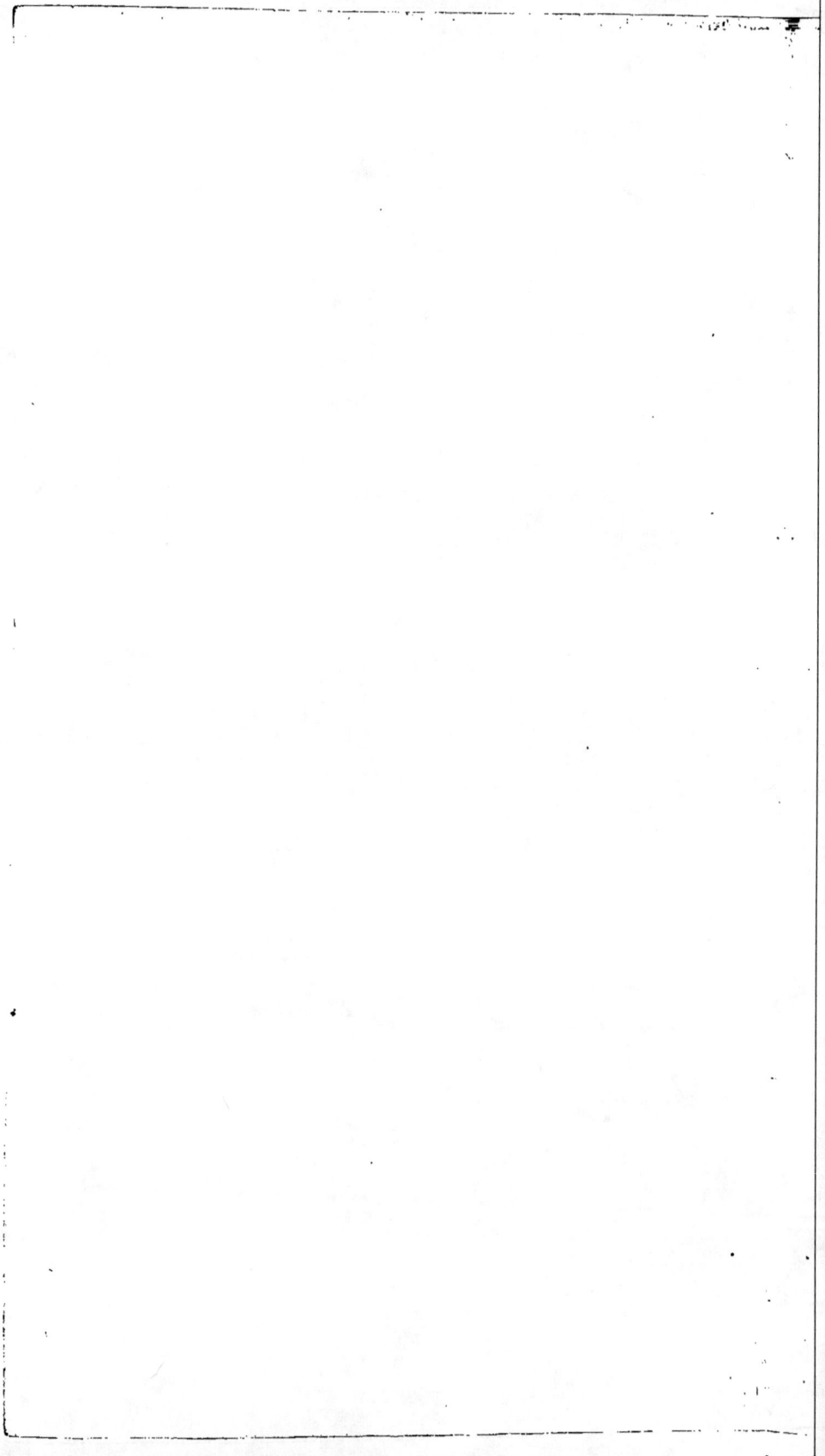

CONGRÈS SCIENTIFIQUE DE FRANCE (14e SESSION).

COMPTE-RENDU

des Travaux de la Section

DES SCIENCES MÉDICALES

SUR

LA PESTE ET LES QUARANTAINES,

par le Docteur SIRUS-PIRONDI,

SECRÉTAIRE-RAPPORTEUR DE LA 3e SECTION DU CONGRÈS,
Président de la Société Royale de Médecine de Marseille, Membre
correspondant des Sociétés médicales de Paris, Montpellier,
Bruxelles, Florence, Hambourg; de l'Académie des
Sciences et Belles-Lettres de Rome, de l'Institut
Médical de Madrid, etc., etc., etc.

Marseille.
IMPRIMERIE BELLANDE, DIRIGÉE PAR GERMAIN,
Quai du Canal, 9, vis-à-vis la Rotonde
1847.

CONGRÈS SCIENTIFIQUE DE FRANCE (14e SESSION).

COMPTE-RENDU

des Travaux de la Section

DES SCIENCES MÉDICALES

SUR

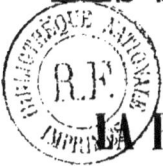

LA PESTE ET LES QUARANTAINES,

par le Docteur SIRUS-PIRONDI,

SECRÉTAIRE-RAPPORTEUR DÉ LA 3e SECTION DU CONGRÈS,
Président de la Société Royale de Médecine de Marseille, Membre
correspondant des Sociétés médicales de Paris, Montpellier,
Bruxelles, Florence, Hambourg; de l'Académie des
Sciences et Belles-Lettres de Rome, de l'Institut
Médical de Madrid, etc., etc., etc.

Marseille.

IMPRIMERIE BELLANDE, DIRIGÉE PAR GERMAIN,
Quai du Canal, 9, vis-à-vis la Rotonde.
1847.

Deux longues séances ont été consacrées, par la Section Médicale du Congrès, à l'examen de la question quarantainaire. Procès-verbal en est ici livré au public.

Le vote qui a clôturé la discussion ne sera peut-être pas sans importance lors de la révision du code sanitaire.

Puisse un jour cette révision satisfaire à tous les intérêts ! C'est le vœu sincère du Secrétaire-rapporteur.

Marseille, le 15 Septembre 1846.

CONGRÈS SCIENTIFIQUE DE FRANCE (14ᵉ SESSION).

COMPTE-RENDU

des Travaux de la Section

DES SCIENCES MÉDICALES

SUR

LA PESTE ET LES QUARANTAINES.

MESSIEURS,

La science ne s'improvise pas ; elle ne saurait sortir, comme Minerve, du cerveau d'un seul homme ; et si l'on a reproché, si l'on reproche encore aux médecins en général de peu s'entendre entre eux sur une question donnée, et de trop discuter la valeur des faits, c'est qu'on oublie la marche ordinaire de l'esprit humain. Il hésite souvent, dévie parfois, mais il avance toujours vers le but commun aux sciences, aux arts et aux lettres : le perfectionnement.

Si l'on voulait se montrer sévère sur les différentes phases de ce que l'on a paré du nom de SCIENCES EXACTES, il ne serait peut-être pas impossible à ceux qui cultivent la médecine de parvenir à prouver que l'hésitation, l'incertitude et les contradictions n'ont pas toujours été du domaine exclusif de l'art hippocratique. Chaque branche du savoir humain a eu ses jours de crise, ses époques de gloire et ses temps d'arrêt ! Et loin de critiquer ce qui reste encore en litige parmi nous, mieux vaudrait sans doute nous savoir gré de ce que l'on a fait et obtenu déjà d'un commun accord.

Il est des questions pour lesquelles l'unanimité du corps médical ne saurait avoir une grande influence sous le rapport de l'application pratique ; il en est d'autres, au contraire, dont la solution est d'une importance presque exclusive pour la pratique, et dont la pratique est d'autant plus vitale qu'elle embrasse des intérêts multiples.

Dans cette seconde classe de questions médicales, il faut indubitablement placer celle qui s'occupe de la transmissibilité et de l'importation de certaines maladies. La solution de cet important problème est depuis quelque temps le but vers lequel tendent de nombreux efforts.

Il faut convenir, en effet, que les relations internationales toujours croissantes, les besoins du commerce de plus en plus impérieux, ont dû vivement exciter la sollicitude du gouvernement. Il a dû sérieusement songer aux conséquences que peuvent avoir les modifications quarantainaires vers lesquelles marchent à grands pas les nations voisines, et son principal désir a dû être de concilier les intérêts du commerce avec ceux de la santé publique.

Dans ce double but, le gouvernement prit, il y a quelques mois, un parti fort sage. Il s'adressa à l'un des premiers corps savants de France, et en le nommant en quelque sorte arbitre du code sanitaire, il sembla lui donner indirectement mission de trouver un moyen pour que le Levant (je me sers d'une expression connue) ne fût pas plus près de l'Angleterre et de l'Autriche que de la France; tout en sauvegardant cependant les droits sacrés des populations maritimes. En d'autres termes, il fallait maintenir le commerce du Levant à une ville dont la douane fournit trente et quelques millions de francs à l'État par an, et, en même temps, rester en mesure de protéger une grande population des atteintes d'un fléau qui, depuis plus d'un siècle, laisse encore parmi nous de si alarmants souvenirs.

Le problème ainsi posé n'était pas certes facile à résoudre; mais, disons-le franchement, la commission de l'Académie royale de médecine, composée d'illustrations médicales, a mal compris sa mission. Préoccupée exclusivement de la partie purement scientifique de la question, elle s'est jetée dans de minutieuses et subtiles considérations qui devaient en rendre la solution de plus en plus difficile, sinon impossible; et, pour comble de malheur, elle a ôté à son travail toute l'influence morale dont il avait besoin.

En envoyant, en effet, son savant rapporteur dans le sein de la cité qui est la plus intéressée dans la solution de cette importante question, elle ne lui laissa malheureusement pas le temps nécessaire pour tout examiner par lui-même, et surtout pour *persuader* au public, toujours ombrageux sur certains arguments, que son voyage avait un but réel et sérieux.

Loin de là, le passage de l'honorable M. Prus fut instantané, et dès lors on put malheureusement croire à une prévention immuable, à des opinions préconçues. A tort ou à raison, le rapport de l'Académie royale, déclaré suspect, *à priori*, s'est ressenti de cette tache originelle. Trop hardi peut-être sur quelques points, il a paru par trop timide sur d'autres, et, en résumé, ce travail n'ayant contenté personne, pourra difficilement servir de base au nouveau règlement sanitaire que le commerce attend, et qu'une partie du public redoute !

Le Congrès scientifique de France, dont le but évident est d'exciter une noble émulation parmi toutes les intelligences spéciales, et de les faire concourir par leur association au perfectionnement et au bien-être général, le Congrès ne pouvait rester étranger à une question d'un aussi haut intérêt. Il fit proposer par sa commission centrale la solution d'une partie de la question ; et, en demandant *par quel système sanitaire on pourrait le mieux concilier les intérêts du commerce et ceux de la santé publique*, il a prouvé que, comprenant toute la portée de la lutte qui existe aujourd'hui dans les deux camps, il voulait écarter tout ce qui était trop hypothétique pour s'en tenir à ce dont on pouvait faire une application immédiate.

M. Bertulus, professeur d'hygiène navale, inscrit le premier pour traiter cette question devant la 3ᵐᵉ section du Congrès de Marseille, comprit quelle avait été l'intention de la commission centrale, et lut un mémoire fort intéressant dont il a été rendu compte ailleurs. Par ce travail, on était amené à des conclusions fort modérées ; mais l'assemblée n'y étant pas préparée, il s'en suivit une discussion qui dut faire craindre à quelques esprits prudents que le moment ne fût pas propice ni peut-être le lieu bien choisi pour traiter un pareil sujet.

C'est envain cependant qu'on voulut passer à l'ordre du jour ; l'assemblée s'y opposa, après avoir entendu MM. Jules Roux et Bureaud-Riofrey. On fit prévaloir des considérations exceptionnelles et des circonstances vraiment rares qui engageaient à traiter à fond la question quarantainaire.

La réunion à Marseille, d'un nombre considérable de médecins appartenant à des nations différentes, professant des doctrines diverses, et dont plusieurs jouissent à juste titre d'une réputation légitimement acquise, était, en effet, placée de manière à pouvoir recueillir directement tous les renseignements et tous les documents nécessaires, et cette double circonstance pouvait ajouter quelque poids aux décisions que la section médicale du Congrès pourrait prendre ultérieurement. Il fut donc décidé que la question quarantainaire serait étudiée à fond en séances extraordinaires, et M. le président Bally nomma une commission composée de MM. Bertini (de Turin), Bureaud-Riofrey, Jules Roux et Faure (de Toulon), Mathieu, Bertulus et Sirus-Pirondi (de Marseille), pour qu'elle eût à bien spécifier et à poser les questions sur lesquelles l'assemblée devait se prononcer.

Après mûr examen, les membres de la commission décidèrent à l'unanimité qu'on s'occuperait plus particulièrement de la peste; car les nombreuses relations du commerce marseillais avec le Levant donnent plus de crainte sur ce côté que sur les fièvres d'Amérique. On décida également qu'on emploierait de préférence le mot *transmission*, malgré le reproche de subtilité qui a été fait à cette expression par quelques critiques de la presse médicale.

Le mot *contagion*, en effet, renferme l'idée explicite que

le contact pur et simple suffit pour communiquer la peste. Or, si la chose est suffisamment prouvée pour les uns, elle n'est pas encore assez démontrée pour les autres, et, en attendant, c'est ajouter à la terreur que le nom seul de la peste inspire ; car on semble prouver que le moindre attouchement avec un pestiféré suffit pour communiquer la maladie à un homme sain, ce dont on a maintes preuves contraires.

En disant, au contraire, qu'une maladie est *susceptible de transmission*, on généralise un fait sans le préciser, on ne cherche pas à expliquer l'inconnu, on constate seulement la possibilité ou la malheureuse faculté qu'a un corps malade de communiquer à un corps sain la maladie dont il est atteint.

Partant de ce principe, et pour donner à la discussion le plus d'intérêt pratique possible, la commission décida que la question principale, sous le rapport de l'application du régime sanitaire, serait subdivisée et soumise au Congrès dans l'ordre suivant :

1° La peste est-elle transmissible ?

2° L'est-elle par le contact immédiat de la peau du pestiféré avec la peau de l'homme sain ?

3° L'est-elle par le contact des vêtements du pestiféré avec la peau de l'homme sain ?

4° L'est-elle par la respiration et par l'absorption de l'air qui entoure le malade, ou bien encore de l'air vicié qui constitue un foyer d'infection, ou dont se trouvent imprégnés les tissus ?

5° La peste est-elle importable des lieux où elle règne

habituellement dans les contrées qui en sont plus ou moins éloignées ?

6° Quelles mesures sanitaires faudrait-il prendre ?

En présentant ces questions à l'assemblée un jour avant la discussion, M. le président Bally a déclaré qu'après avoir consacré quelques séances à les élucider, les membres du Congrès inscrits dans la troisième section seraient invités à déposer un bulletin non signé dans lequel ils répondraient affirmativement ou négativement aux questions proposées. Il les a ensuite engagés tous à apporter à l'examen de ce grave sujet toute la réflexion et la sagesse qu'il réclame.

En 1803, dit M. Bally, j'eus la fièvre jaune à Saint-Domingue; en 1821, je l'eus pour la seconde fois à Barcelone : à dater de ces deux époques, je n'ai cessé d'étudier cette affection sous le rapport de la transmissibilité, et pourtant je n'ai pas encore de conviction bien arrêtée. Je pourrais en dire autant sur la contagion ou l'infection de la *choladrée lymphatique*, ne sachant encore auquel de ces deux modes attribuer la transmission de la maladie. Depuis long-temps aussi l'Académie royale de médecine s'occupe de cette importante question sans arriver à aucun résultat—et notre honorable président aurait pu ajouter qu'on commence aujourd'hui à démolir à l'Académie le pénible échafaudage élevé par M. Prus—Enfin, a-t-il ajouté, en vous faisant sur ce qui est purement théorique quelques concessions réciproques, tâchez de vous unir dans la question pratique; vos décisions en acquerront plus d'autorité.

On verra dans la suite de ce rapport quel succès a obtenu l'exorde de l'honorable M. Bally, et, en rappelant tout d'abord les principaux arguments que l'on a fait valoir dans cette discussion solennelle, on appréciera davantage ce grand fait de conclusions *presque unanimes* auxquelles sont parvenues les opinions en apparence les plus divergentes.

M. Jules Roux, professeur à l'école de médecine navale de Toulon, a pris le premier la parole, et a cru devoir examiner la première question sous deux points de vue : la peste est-elle transmissible, 1° dans les foyers épidémiques ; 2° loin des foyers épidémiques où elle s'est primitivement développée ?

Sur le premier point de vue, l'honorable professeur de Toulon s'efforce de démontrer que la cause immédiate de la peste résidant probablement dans l'air, elle menace tous les individus qui le respirent, que dès lors il est très-difficile, sinon impossible, de constater cette transmission.

Développant ensuite le second point de vue, et déclarant qu'il a puisé ses arguments surtout dans ce qui a été dit à ce sujet à l'Académie de médecine de Paris, il cherche à faire prévaloir que, loin des foyers épidémiques, comme dans nos lazarets de France, par exemple, il n'est pas scientifiquement démontré que la peste soit transmissible ; mais il ajoute que dans l'état actuel de nos connaissances il faut, sous le rapport pratique, et provisoirement au moins, admettre que la peste est transmissible loin des foyers épidémiques primitifs où elle est endémique.

Abordant ensuite la seconde question, M. Jules Roux entre dans quelques détails physiologiques sur l'absorption de la peau, et cherche d'abord à prouver qu'à l'air libre, ou convenablement renouvelé, le tégument de l'homme absorbe

beaucoup moins de principes miasmatiques que lorsqu'il se
trouve dans des circonstances contraires. Mais pour que
cette absorption cutanée ait une importance réelle, il faut
qu'elle s'accomplisse sur une vaste étendue de la peau,
étendue plus considérable que celle qu'offrent les faces pal-
maires des deux mains. Cette surface ne serait suffisante
que dans le cas où un principe subtil absorbé en quantité
infinitésimale, comme le virus-vaccin, syphilitique, etc.,
suffirait à la production de la maladie. Or, d'un côté, rien
de semblable n'existe pour l'agent inconnu qui donne la
peste. Les documents scientifiques que nous possédons (dit
toujours M. Jules Roux), les expériences des hommes courageux qui se sont inoculé le sang, le pus, la sérosité des
bubons des pestiférés, démontrent que tout rapport avec la
vaccine, la pustule maligne, la syphilis et la peste est in-
soutenable.

Enfin, il faut bien remarquer qu'en même temps que la
peau absorbe dans un air non renouvelé, la muqueuse, bien
plus vaste, des voies respiratoires est douée d'un pouvoir
d'absorption beaucoup plus grand encore.

De toutes ces considérations, M. Jules Roux conclu
que la peste n'est pas transmissible par le simple contact de la peau du pestiféré avec la peau de l'homme sain;
il étend, en outre, cette conclusion à la troisième question,
et il ne pense pas que les vêtements, hardes, etc., qui on
servi à un pestiféré puissent communiquer la peste à l'homme sain qui les touche ou les porte.

Relativement à la quatrième question, M. Jules Roux
pense que la maladie est de l'ordre de celles qu'on appelle

infectieuses, ou communicables par la respiration de l'air
vicié directement par les causes productrices de l'épidémie,
soit sur les lieux mêmes de l'épidémie, soit quand cet air
a été importé au loin avec ses qualités délétères dans une
cavité close ou presque close, comme dans les parties basses
si incomplétement aérées d'un navire.

La peste serait donc importable de cette manière, et il
n'est pas scientifiquement démontré à M. Jules Roux qu'elle
le soit autrement par des marchandises, des vêtements bien
aérés et ventilés, ou par un pestiféré même, soumis aux règles
bien entendues de l'hygiène. Cependant M. Roux pense encore que provisoirement il est sage d'admettre comme possible ce mode d'importation, et termine par adopter, quant
aux mesures administratives, les conclusions du rapport de
M. Prus.

Par rang d'inscription, la parole revenait à M. Bertulus,
et cet honorable confrère, en soumettant à l'assemblée un
excellent commentaire de son premier mémoire sur cette
grave question, a déclaré en termes explicites qu'il ne voulait se poser ni en contagioniste, ni en non-contagioniste,
et qu'il espérait rester dans les bornes d'un sage et prudent
éclectisme. Il admet que la peste peut être transportée
dans nos contrées de deux manières :

1° Par des malades qui l'auront puisée en Égypte, c'est-
à-dire dans le foyer primitif et chez lesquels le fléau
aura éclaté pendant la traversée ;

2° Par l'accumulation des miasmes pestillentiels exhalés
de ces mêmes malades et concentrés dans les parties les
plus profondes et les moins aérées du navire.

En d'autres termes, et pour mieux expliquer sa pensee , M. Bertulus croit qu'un pestiféré qu'on débarquera à Marseille pourra transmettre la maladie aux personnes qui l'approcheront; d'autre part, que des gens de peine qui iront travailler sur le bâtiment qui a fourni le cas de peste en question, pourront y contracter la même maladie.

Quant au mode de transmission, M. Bertulus pense qu'elle a lieu par l'absorption des miasmes pestilentiels , opérée simultanément par la muqueuse des voies aériennes, par celle des voies digestives, et par la peau. Chacune de ces trois surfaces contribuerait donc pour sa part, et selon ses facultés, à l'intoxication de l'économie.

D'où il suit nécessairement, que tout individu qui habitera dans l'atmosphère d'un pestiféré pourra contracter la peste par toutes les voies d'absorption à la fois , qu'il touche le malade ou qu'il s'en tienne à distance.

M. Bertulus n'ose se prononcer sur la transmission de la peste par contact immédiat, ni par les effets ou objets de literie ayant servi à des pestiférés, mais il ne croit pas à la transmission par les marchandises; et dans toute transmission , au reste , il fait jouer un rôle important aux prédispositions individuelles.

Pour ce qui est des lazarets et des quarantaines , M. Bertulus ne saurait mieux en faire sentir la nécessité qu'en rapportant le fait suivant. Au mois de juin 1839, il arriva des Antilles à Brest sur la corvette *la Caravane* , dont l'équipage avait été décimé par la fièvre jaune pendant la traversée. Le bâtiment fut envoyé en quarantaine au lazaret, à trois lieues de Brest environ, et pendant trente-cinq

jours que dura cette quarantaine, la fièvre jaune éclata avec
violence sur un forçat envoyé de Brest et sur sept autres
individus de l'équipage ; faits d'ailleurs constatés par une
commission médicale nommée par M. le ministre du commerce. Or, M. Bertulus se demande ce qu'il serait advenu
si le navire, au lieu d'être confiné à une certaine distance
de la ville, eut, au contraire, été reçu en libre pratique !

L'orateur termine par appeler l'attention du gouvernement sur les nombreux et puissants motifs qui depuis longtemps réclament la construction d'un nouvel hôpital à Marseille.

M. le docteur TURREL, chirurgien de la marine royale, a
reproduit dans un court mémoire, fort bien écrit d'ailleurs,
les idées de M. Jules Roux, en les corroborant par de nou-
velles observations. La peste se comporterait comme les
grandes pyrexies, telles que le typhus et la fièvre jaune, et
il n'admet qu'un ou plusieurs pestiférés puissent constituer
un foyer d'infection et transporter la maladie à de grandes
distances, qu'autant qu'ils se trouveraient dans des conditions
hygiéniques mauvaises, comme dans des navires mal admi-
nistrés et mal aérés.

Le contact immédiat ne peut transmettre la maladie, d'a-
près M. Turrel, qu'au centre même d'une grande épidémie,
et le transport, dans un pays sain, des vêtements des pestiférés, n'offre pas plus de danger que celui des marchandises. M. Turrel voudrait enfin que chaque navire eût un
agent chargé spécialement de surveiller et de provoquer des
mesures hygiéniques reconnues nécessaires. Cet agent devrait appartenir naturellement au corps médical, et sa pré-

sence sur tout navire provenant de pays où règnent parfois des épidémies, pourrait et devrait encourager à une
réforme quarantainaire.

M. le docteur REY, ancien intendant de la santé et médecin
en chef de l'hospice de la Charité de Marseille, pense que la
peste est transmissible par infection comme le typhus et la
fièvre jaune, et il en distingue deux espèces : l'une *bénigne*
qui ne se transmet pas, et l'autre *maligne* qui se transmet
toujours. M. Rey dit que les cas de peste non-niables im-
portés dans le lazaret de Marseille sont fort rares assurément,
mais qu'il en a observé deux sur lesquels il ne peut conserver le moindre doute. Il fait remarquer en outre qu'on a
d'autant moins de raison de nier l'importation de la peste,
qu'il a pu constater, lui, l'importation et la transmission
d'une maladie sur la transmissibilité de laquelle on est loin
de s'accorder. Ainsi, il y a deux ans environ deux
jeunes détenus, atteints de dyssenterie typhoïde, furent
envoyés de Lyon au pénitencier de Marseille. Au bout
de quelque temps, la maladie fut communiquée aux autres
détenus, aux frères et aux servants, et il y eut 25 dé-
cès sur 60 malades.

M. Rey accorde une grande influence à l'absorption pul-
monaire dans les affections transmissibles.

M. le docteur MATHIEU, intendant de la santé et médecin-
adjoint de l'Hôtel-Dieu, succède au préopinant et s'exprime
a peu près en ces termes :

Une loi sanitaire surannée, inexplicable, née sous l'em-
pire de la frayeur et de l'ignorance et seulement modifiée

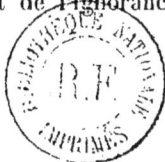

2

par ordonnance, est encore le code qui nous régit. La France entière, par la voie de la presse, de la tribune et de la science, en demande la révision ; Marseille seule paraît ne point comprendre cette nécessité et réclame pour le *statu quo* de la vieille routine.

S'il est dû respect aux anciennes traditions, il est hors de discussion aussi que tout progresse dans le monde, et que ce qui était acceptable il y a un siècle ne peut plus l'être aujourd'hui. Marcher vers d'heureuses modifications, mais le faire avec réflexion, avec lenteur, avec sagesse, tel est notre devoir.

Reconnaissant hautement les questions de la contagion et de l'incubation des maladies pestilentielles encore mal étudiées, et par conséquent insolubles, nous devons reconnaître aussi la convenance incontestable de diminuer les quarantaines, lorsque les conditions d'un pays soumis à ce régime sont changées et offrent maintenant des garanties administratives et scientifiques propres à satifaire les esprits les plus timorés.

Abordant ensuite les questions posées par la commission, M. Mathieu s'attache à prouver que l'étude impartiale et réfléchie des faits observés dans les lazarets d'Europe, nous conduit à ne pouvoir admettre la contagion immédiate ; selon lui, la propagation de la peste s'opère à la manière des maladies infectieuses, c'est-à-dire par l'absorption des miasmes qui se dégagent du corps d'un ou plusieurs pestiférés, dans des conditions favorables à leur accumulation et à la formation d'un véritable foyer d'infection.

M. Mathieu termine l'exposition de ses idées par les vœux suivants :

Liberté entière pour la patente nette ;

Réalité et sévérité des quarantaines pour la patente brute;

Garantie des soins médicaux et hygiéniques dûs aux pestiférés dans les lazarets.

M. le docteur Robert, médecin du lazaret depuis plus de trente ans, rapporte sommairement tous les cas de peste observés à Marseille depuis la funeste époque de 1720, et les faits qu'il cite sont si bien précisés et si concluants qu'ils paraissent produire la plus vive impression sur l'assemblée. M. Robert ne compte pas moins de trente-trois bâtiments qui auraient importé la peste dans le lazaret de Marseille; quatre gardes de santé ont contracté la maladie et en sont morts; trois chirurgiens l'ont également contractée, deux ont guéri. Cependant le lazaret est salubre, bien exposé, parfaitement aéré ; que l'on ne dise donc pas que la première condition pour cette transmission est l'infection de l'air.

M. Robert reconnaît cependant toute l'influence funeste que peut avoir une accumulation de pestiférés dans un même espace resserré et mal aéré ; d'après lui, un cas isolé placé sur une élévation et au grand air ne serait pas à craindre.

Parmi les faits cités par l'honorable M. Robert, il en est un surtout fort remarquable relatif à un navire ragusien commandé par un nommé Millich, et qui, chargé de 150 pélérins, partit d'Alexandrie en 1784, et se rendit dans

le lazaret de Marseille où les pèlerins séjournèrent *vingt-
quatre jours sans maladie apparente*. Cependant, au
moment où le navire allait partir pour Tanger, quatre
gardes de santé employés à la surveillance des pèlerins et
le chirurgien quarantainaire, M. Germain, furent atteints de
la peste. Chez plusieurs pèlerins, au contraire, la peste ne
se déclara qu'après leur départ du lazaret, et trois périrent
en mer. M. Robert croit pouvoir en conclure que, dans
cette circonstance, les pèlerins communiquèrent la peste aux
gardes par leurs vêtements ou par leur approche, tandis
qu'eux-mêmes n'eurent la peste qu'après leur départ du
lazaret. Le respectable doyen des médecins du lazaret termine cet aperçu en présentant *l'état chronologique et statistique des différentes pestes et fièvres jaunes importées dans
le lazaret de Marseille depuis 1720.* Nous transcrirons ce
tableau dans une note à la fin du rapport.

Au reste, si M. Robert est d'avis que les hardes et objets
de literie peuvent propager le principe pestilentiel, il n'en
saurait dire de même des marchandises; car, d'après lui,
la presse et *l'estivage*, auquel elles sont pour la plupart
soumises, *détruisent les miasmes pestilentiels* qu'elles
peuvent renfermer.

M. Robert base cette théorie sur les expériences de Liebig
et sur les essais de désinfection par *la pression et la vapeur*
tentés dernièrement en Égypte par des médecins russes;
et il pense, avec quelque raison, que si le gouvernement français voulait ordonner des expériences sur ce
mode de désinfection, et si l'on parvenait à prouver, entre
autres choses, que certaines marchandises fortement pres-

sées dans les flancs d'un navire ne peuvent conserver aucun miasme ou germe de transmission pestilentielle, le commerce pourrait être affranchi de beaucoup d'entraves sans danger pour la santé publique.

M. le docteur MARTIN, chirurgien en chef de l'Hôtel-Dieu, tout en convenant que beaucoup de travaux et de dissertations recueillis sur cette importante matière n'ont pas encore abouti à des résultats bien satisfaisants, appuie cependant les observations de M. Robert, et fait remarquer que s'il est parfois impossible de suivre le développement d'une épidémie, c'est que parfois les médecins eux-mêmes, fort innocemment sans doute, ont pu contribuer à la propagation d'une maladie transmissible, en apportant ailleurs des germes antérieurement recueillis.

M. le professeur BERTINI (de Turin), n'a pas voulu entrer dans de longues discussions, mais, d'après ce qu'il a pu constater en 1810 et 1811, dans les registres de l'intendance sanitaire de Civita-Vecchia, et après tous les faits qui ont été fournis à une commission spéciale, soit au Congrès de Naples, soit au Congrès de Milan, il partage complétement l'opinion émise par M. Robert, et vote pour le maintien des lazarets, tout en apportant aux règlements quarantainaires les modifications permises par de sages mesures d'hygiène publique.

M. FAURE (de Toulon), médecin en chef de l'hôpital militaire, est d'avis que les charbons de la peste se communiquent par le simple contact, par absorption directe et par la voie la plus courte. En d'autres termes, si un homme sain touche par une partie de la surface de son corps découverte un charbon de pestiféré, il peut avoir un charbon de même nature, qui alors sera primitif, c'est-à-dire précédera l'affection générale qui constitue la peste. C'est sans doute sur l'observation de faits de ce genre qu'est fondée la coutume de certains peuples d'Orient d'extirper les charbons de la peste pour *prévenir et arrêter dans sa marche* cette maladie, plutôt que pour la guérir. On conçoit d'ailleurs qu'il importe alors de distinguer de quelle manière le charbon a été produit.

Quant à la transmission de la maladie, M. Faure pense qu'elle s'opère beaucoup moins par le contact des mains que par la respiration du souffle du pestiféré, de l'atmosphère particulière qui l'entoure et qui lui est propre. Il importe donc que les appartements, salles d'hôpital ou de lazarets, où sont placés les pestiférés, soient bien aérés et bien ventilés, et de n'aborder les malades qu'avec les précautions dictées par la raison et non par la crainte (1).

Partageant, sur tous les autres points de la question, l'avis des infectionistes, M. Faure désire que l'on purifie largement tous les corps suspects avant de leur accorder l'entrée de notre littoral, et qu'on isole les malades, qu'on ne devrait d'ailleurs laisser jamais sortir des lazarets que longtemps après leur complète guérison.

M. Faure pense enfin que l'activité des consuls, dans le

(1) Il fut un temps où le médecin abordait les malades protégé par des masques armés de longs tuyaux respiratoires tournés en l'air et confectionnés en bec de grue !

Levant, devrait grandement concourir à faire diminuer les chances de peste pour nos contrées. Il faut, dit-il, qu'ils soient autorisés à réclamer l'exécution active des lois et des règlements sanitaires de la part des peuples auprès desquels ils résident. On devrait, en outre, entretenir auprès des consuls quelques médecins français pour les seconder dans le même but, et faire inspecter chaque année les lieux les plus dangereux par des médecins qui partiraient de France avec une mission officielle.

M. Faure termine en votant pour que, sur tout navire admis avec patente nette, on permette l'entrée en libre pratique aux passagers et à l'équipage, et que les marchandises seules soient soumises à la quarantaine.

M. Pirondi père rappelle en quelques mots plusieurs faits admis comme non-niables dans le rapport de M. Prus, et en tire des conclusions diamétralement opposées à celles de l'honorable rapporteur de l'Académie de Paris. On a souvent répété, dit M. Pirondi père, que dans les lieux où la peste règne épidémiquement, il est très-difficile de pouvoir bien déterminer si elle a et conserve l'aptitude de se transmettre, par cela même que tout le monde se trouve sous l'inflence de la même cause épidémique que l'on fait résider dans l'air; on a encore publié que la peste sporadique ne se transmet pas, et que l'incubation de la peste épidémique peut durer de six à huit jours seulement. Cependant les documents qui ont été soumis à l'assemblée par M. le docteur Robert prouvent à l'évidence que la peste a pu se transmettre dans un lieu où elle ne régnait pas épidémiquement,

que la peste sporadique a conservé sa transmissibilité, et
que l'incubation a pu durer beaucoup plus du terme fixé
par M. Prus; ainsi qu'on peut s'en convaincre en réfléchis-
sant à ce qui s'est passé à bord du bâtiment du capitaine
Millich. En pareille matière un seul fait positif a plus de
valeur que cent faits négatifs. Ne discutons pas d'ailleurs
sur le mode de transmission, et laissons à chacun le plaisir
d'expliquer certains phénomènes morbides selon la nature particulière de ses idées. Du moment que le résultat
final de ces phémonènes est admis, peu importe l'ex-
plication qu'on en donnera. Toutefois, l'idée d'*un air
vicié* qui suivrait le sillage d'un navire n'ayant d'ailleurs aucun malade à bord, paraît fort singulière à M. Pirondi,
et peu admissible. Voulant bien admettre, en effet, que le
pestiféré exhale des miasmes qui, absorbés par l'homme
sain, peuvent lui communiquer la peste, on ne peut croire
qu'un individu atteint dans le Levant et guéri de la peste
(maladie très-aiguë et qui se termine en peu de jours)
puisse arriver à Marseille en conservant autour de lui une
atmosphère morbifère. Il faut évidemment chercher ailleurs
le principe de l'importation, et jusqu'à plus ample informé,
M. Pirondi père vote pour qu'on modifie avec réserve et
prudence l'ancien code sanitaire.

M le docteur GASSIER voudrait, au contraire, qu'on sup-
primât les lazarets et que l'on abolit les quarantaines. Pour
être exact, je dois ajouter qu'il a été seul de son avis.

M. le docteur FOUILLOT commence par citer un travail
de M. Levicaire, chirurgien de marine, d'après lequel on

aurait pu découvrir *un bouton anti-pestilentiel, se manifes-*
tant sur la région des pommettes. Au dire de l'auteur toutes
les personnes atteintes de cette légère maladie sont préservées
de la peste, et comme conséquence toute naturelle de cette
observation, M. Levicaire proposerait l'inoculation du pus
de ce bouton, qui serait ainsi à la peste ce que la vaccine est
à la petite vérole.

M. Fouillot rappelle ensuite un fait assez intéressant,
relatif à la transmission de la peste, et qui se serait passé
dans l'arsenal de Tunis. Un nommé Fassy, habitant Tunis
et employé à l'arsenal, y dirigeant les travaux de grée-
ment et de voilure des navire du bey, se trouvait en
rapport constant de contact direct et indirect avec les
ouvriers de cet arsénal, où régnait déjà la peste. Ce
chef d'atelier ne tarda pas à contracter la maladie et suc-
comba dans la nuit. Il couchait d'habitude avec son jeune
fils à peine âgé de 2 ans. Ce pauvre enfant n'ayant probablement pas la conscience de ce qui se passait autour de lui,
et encore moins la force et les moyens d'en prévenir les
voisins, resta étendu à côté du cadavre pendant une bonne
partie du lendemain, et ce n'est que fort tard que l'on eut
connaissance de ce qui arrivait dans ce malheureux réduit;
cependant l'enfant ne prit point la peste et il est aujourd'hui
capitaine marin.

Ce sont là, dit en terminant M. Fouillot, des choses im-
prévues, inexplicables, qui réduisent à l'impuissance les
explications basées sur le simple raisonnement.

M. le docteur Bureaud-Riofrey, qui a pris la parole après

M. Fouillot, reconnaît d'abord que la peste est transmissible et importable. Ce principe une fois posé, nous impose, dit l'orateur, l'obligation d'être prudent. Il y a des germes que nous ne connaissons pas; il en est qui se développent dans la fange lorsqu'une température élevée y amène un excès de fermentation.

Les germes peuvent rester, non pas huit jours, un mois, un an, mais des siècles, sans se développer; comme ces graines trouvées dans les mains des momies-égyptiennes : graines ou germes qui sont restés sans se développer, jusqu'à ce qu'ils aient été confiés à la terre. Il en est de même des germes de la peste; ils peuvent rester longtemps à l'état inerte, jusqu'à ce qu'ils trouvent des conditions favorables pour se développer.

La peste, ajoute M. Riofrey, n'est en réalité qu'une fièvre maligne au plus haut degré d'intensité. Ce fut aussi l'opinion de Hodges, de Sydenham, de Desgenettes.

M. Riofrey répond affirmativement à la seconde question, avec cette restriction que le contact immédiat ne suffit pas toujours. Il cite à l'appui de ce doute le fait déjà connu du courageux citoyen Moustier de Marseille, qui, à la peste de 1720, reçut sur la figure un cataplasme recouvert de pus bubonique et et qui n'en fut pas plus malade pour cela. Il cite encore certain aveugle, râcleur de violon, et connu en effet sous le nom de *Fidler*, qui, lors de la peste de Londres, en 1665, fut jeté dans la fosse publique après avoir été ramassé ivre-mort au coin d'une rue. Fidler sortit, ou plutôt on le tira le lendemain de la fosse où il avait été enseveli par erreur, et il n'en a pas moins vécu plusieurs années encore aux bords de la Tamise.

M. Riofrey, après s'être rangé du côté des infectionnistes, termine par appeler sur l'assainissement de la ville et du port de Marseille toute l'attention des administrateurs et du gouvernement.

Certes, on a beaucoup fait depuis 1720, mais il reste encore beaucoup à faire.

M. le docteur GIRAUD succède à M. Riofrey et résumant son opinion, il pense qu'il serait injuste, qu'après avoir à différentes reprises parlé longuement du rapport de M. Prus, il ne fût pas question du travail de M. de Ségur du Peyron, présenté à M. le ministre du commerce. La question de la transmissibilité par les hardes, la durée de l'incubation et les moyens de préservation, sont traités dans ce travail avec une incontestable supériorité. M. Giraud cite plus particulièrement la partie du rapport de M. de Ségur du Peyron qui a trait aux moyens de défense mis en pratique contre le fléau dans la Grèce, la Turquie d'Asie et d'Europe; et il croit que la peste qui naît spontanément près des embouchures du Nil, est toujours et a toujours été transportée dans les contrées sus-mentionnées, où cependant elle s'est éteinte dans les lazarets depuis la sage institution de ces moyens quarantainaires. Conséquemment, M. Giraud ne saurait assez approuver les conclusions de M. Ségur du Peyron, si favorables à ces utiles moyens de de défense contre le fléau pestilentiel.

M. Giraud termine en citant quelques faits concluans

en faveur de la transmissibilité et demande que l'on ne se permette de déroger aux quarantaines que lorsque l'état sanitaire des nations orientales pourra nous laisser dans une complète sécurité.

MM. Ducros, médecin en chef de l'Hôtel-Dieu, et Cauvière, directeur de l'école préparatoire, ont clôturé la discussion.

D'après M. Ducros, la peste est une affection typhoïde fébrile éminemment transmissible, qui nous vient de l'Orient et qui a pris naissance en Égypte, où elle reste endémique, pour se propager de là sur tout le littoral de la Méditerranée, en conservant ce caractère spécifique qui la distingue de toutes les autres espèces de typhus.

Le caractère le plus distinctif de la peste, c'est l'apparition d'*intumescences* ou de bubons sous l'aisselle et au pli de l'aine; c'est l'engorgement énorme des glandes mésentériques, qui acquièrent un volume qu'on n'observe jamais dans le typhus ni dans la fièvre typhoïde d'Europe.

Dans les épidémies les plus meurtrières, ces caractères anatomiques ne se sont jamais présentés depuis plus d'un siècle. Dans les garnisons de Mayence et de Torgau, qui perdirent, par le typhus, plus de quarante mille soldats pendant les hivers de 1813 et 1814, les médecins des armées françaises enfermées dans ces places assiégées n'observèrent, chez ces nombreux malades, que deux ou trois cas d'engorgement du tissu cellulaire formant le pli de l'aine.

Le bubon est donc le caractère anatomique le plus ordinaire du typhus d'Orient. Il est conséquemment peu rationnel de soutenir que certaines pestes qui ont régné en Europe, et

notamment à Marseille en 1720, ne provenaient pas de
l'Orient, puisqu'elles ont toujours offert le caractère spécial
que nous signalons.

La disette, la malpropreté, la misère, l'encombrement,
peuvent produire des fièvres malignes ou putrides ; mais
on ne pourra jamais les confondre avec la peste. Ces mêmes
conditions, ajoute cependant M. Ducros, peuvent faire que,
dans une circonstance donnée, la peste importée soit plus
grave, plus meurtrière, et se communique à un plus grand
nombre d'individus.

M. Ducros pense que les miasmes qui s'exhalent du
corps des malades, des hardes, des marchandises qui pro-
viennent de l'Égypte, après une épidémie pestilentielle, ont
presque atteint, dans leur mode de propagation, l'intensité
des *virus*, de manière à reproduire chez les sujets qui y sont
exposés, même à quelque distance, des caractères parfaitement identiques à ceux qu'on observe sur le sol égyptien.

Sous ce dernier rapport, la peste offrirait la plus grande
analogie avec le typhus d'Europe ; mais il n'y a point iden-
tité, il ne peut y en avoir, et M. Ducros nie formellement
que la peste puisse se développer spontanément dans nos
contrées. Certes, il ne conteste pas que Marseille, par son
port et la malpropreté des vieux quartiers, ne puisse ac-
tuellement, comme à d'autres époques, favoriser le développement de quelque typhus ; mais il ne croit pas que les
fièvres malignes de nos contrées puissent jamais revêtir la
forme et les caractères de la peste bubonique d'Alexandrie.

M. Ducros termine en votant la conservation des lazarets.

M. le docteur Cauvière a soutenu, au contraire, que les cas de peste spontanée en Europe n'étaient pas aussi rares, encore moins voudrait-il, comme M. Ducros, les nier complètement. Néanmoins, en homme de science, d'expérience et d'esprit, M. Cauvière conclut pour le maintien des lazarets, en modifiant à fond les lois quarantainaires, et en faisant des vœux surtout pour qu'à l'exemple des Romains, on n'élève pas trop d'autels à la peur.

La discussion a été terminée par le scrutin, auquel on a procédé d'après l'ordre établi par M. le président; et trois membres de la section : MM. Trastour, ancien médecin principal d'armée ; Villeneuve, professeur à l'École préparatoire de médecine ; et Turrel, choisis en dehors du bureau, en ont fait le dépouillement. En voici le résultat :

NOMBRE DES VOTANTS, 60.

Première question. La peste est-elle transmissible ?

58 Oui, 2 non.

Deuxième — Est-elle transmissible par le contact immédiat de la peau du pestiféré avec la peau de l'homme sain ?

27 Oui (dont 4 ajoutent : selon l'intensité du foyer), 25 non , 6 douteux, 2 se sont abstenus.

Troisième — Est-elle transmissible par le contact des vêtements du pestiféré avec la peau de l'homme sain ?

29 Oui, 20 non, 6 douteux ; 5 se sont abstenus.

QUATRIÈME — Est-elle transmissible par la respiration et par l'absorption de l'air qui entoure le malade, ou bien encore de l'air vicié qui constitue un foyer d'infection, ou dont se trouvent imprégnés les tissus ?

52 Oui, 2 non, 1 douteux, 5 se sont abstenus.

CINQUIÈME — La peste est-elle importable des lieux où elle règne habituellement dans les contrées qui en sont plus ou moins éloignées ?

50 Oui, 5 non, 2 douteux, 3 se sont abstenus.

SIXIÈME — Quelles mesures sanitaires faudrait-il prendre ?

52 pour le maintien des lazarets, 2 contre, 1 douteux, 5 se sont abstenus.

Enfin, TOUS LES VOTANTS indistinctement demandent que des modifications soient apportées au code sanitaire.

En face de ce vote, Messieurs, un fait capital se présente à l'esprit de quiconque veut réfléchir à cet important résultat. Il faut en déduire, en effet, qu'il y a eu presque *unanimité* dans toutes les questions les plus importantes *pour leur application immédiate* ; et il est facile de s'en convaincre.

En décidant d'abord que la peste est TRANSMISSIBLE, et, en outre, qu'elle est IMPORTABLE, on a tranché la question des Lazarets, car on ne pouvait admettre que la maladie pût être transportée des lieux où elle règne habituellement dans les contrées qui en sont plus ou moins éloignées sans comprendre la nécessité de la *séquestration temporaire*.

Du moment ensuite qu'on a reconnu qu'un homme sain pouvait contracter la peste, soit par la respiration, soit par l'absorption de l'air vicié qui entoure le malade ou dont se trouvent imprégnés les tissus, on peut considérer le partage du vote sur les deuxième et troisième questions comme insignifiant, attendu que le mode de transmission ne pouvant être démontré, les partisans du contact immédiat peuvent dire aux infectionnistes qu'on ne saurait rester près d'un malade sans toucher à quelque chose qui lui ait servi, et avec bien plus de raison, les infectionnistes diront aux autres qu'il est impossible de rester auprès d'un pestiféré sans respirer dans son atmosphère et absorber les miasmes qui doivent émaner de son corps.

Je dirai même plus : de ce que l'absorption des miasmes, ou air infecté, peut se faire par les trois grandes surfaces, respiratoire, digestive et cutanée, cela n'exclut pas sans doute l'absorption par les mains qui sont recouvertes d'une portion de tégument. Mais ajoutons alors que, moins la surface mise en contact direct ou indirect avec le pestiféré est large, moins il y a de chances de transmission, et le fait une fois bien acquis, doit être consolant et fort encourageant pour ceux qui sont appelés à donner des soins aux malades.

En résumé, la dissidence des membres du Congrès sur le contact immédiat et sur l'influence directe des vêtements et hardes des pestiférés, ne nuit en rien aux mesures de précaution qu'une haute prudence leur a suggérées à tous dans cette grave question. Et si l'on songe, d'un autre côté, que certains contagionistes considèrent l'infection comme un contact s'exerçant par les surfaces respiratoire et digestive, on en viendra à cette consolante conclusion, que sur les trois points principaux de la question, et à part une distinction qui est peut-être plus dans les mots que dans les choses, l'opinion médicale du Congrès aura acquis une grande force et quelque influence peut-être de son unanimité.

Quant à l'application toute pratique que l'on pourra faire du vote du Congrès, il pourra manquer à la satisfaction de quelques esprits la fixation de l'époque ou terme de l'incubation de la peste, dont on a peu parlé. Mais, à cet égard, il suffira de se rappeler que si l'histoire offre des cas non-niables de peste qui se sont déclarés quinze ou dix-huit jours après tout rapport suspect, il est bon d'ajouter que ce sont là de rares et bien rares exceptions qu'on n'a observées d'ordinaire que lorsque la peste sévissait *épidémiquement au point de départ*; et c'est là une condition qui doit modifier considérablement les dispositions réglementaires.

LAZARETS.

Dans l'hypothèse que le Congrès émît le vœu de conserver les Lazarets, une demande avait été faite à Paris pour qu'il fût permis à une commission spéciale de visiter notre établissement sanitaire situé aux portes de Marseille. Par dépêche télégraphique, S. E. M. le ministre du commerce a bien voulu autoriser immédiatement cette visite, et l'on peut ju-

ger par cet empressement de son vif désir de concilier tous
les intérêts.

Une commission, composée de MM. Paul Gaimard,
président de la commission scientifique du Nord,
Bertini, Bureaud-Riofrey, Lespiau, chirurgien-major au 20⁰
de ligne, Bertulus et Sirus-Pirondi, présidée par M. Bally
et accompagnée par MM. les intendants Mathieu et Émeric
Party, s'est donc transportée au lazaret, et a pu visiter
cet établissement dans le plus grand détail, grâce au bon
vouloir et à l'obligeant accueil de MM. les intendants.

Difficilement on trouverait une plus belle position que
celle du lazaret. L'air y est extrêmement pur ; les eaux
de la ville y coulent abondamment dans touets les direc-
tions, et à moins d'une insigne mauvaise foi, il faut reconnaître que le service s'y fait avec la plus scrupuleuse exactitude. Il est toutefois deux observations que nous devons
consigner ici.

La première est relative à la construction de la plupart
des corps de logis, bâtis tous à un rez-de-chaussée. Les
murs et les planchers en sont extrêmement humides, et
certes il n'est nul besoin d'insister sur cet inconvénient
pour en faire sentir toute la portée.

Mais il est une de ces constructions, sur laquelle nous
ne saurions trop appeler l'attention et la sollicitude du
gouvernement : c'est celle désignée sous le nom d'*Enclos de Saint-Roch*, plus particulièrement destinée aux pestiférés. Nous nous abstiendrons de décrire cette enceinte,
capable de donner la peste à ceux qui ne l'auraient pas ;
mais il est de notre devoir d'ajouter qu'on ne saurait trop

se hâter de démolir cette suite de cabanons mal aérés, dont le séjour doit être aussi funeste au moral qu'au physique des pauvres quarantainaires. Il faudrait d'abord élargir l'enclos, en empiétant sur la seconde enceinte qui est complètement inutile ; on devrait bâtir ensuite au centre de ce large espace une belle infirmerie où chaque malade *isolé, bien aéré et proprement alité*, pût recevoir les soins zélés et charitables qu'on sait si bien prodiguer dans tous nos hôpitaux. Le vœu que nous formons ici est depuis longtemps celui de l'intendance ; espérons qu'il sera bientôt exaucé.

La seconde observation n'est pas moins importante : elle est relative aux médecins du lazaret.

Un article du règlement sanitaire permet qu'un ou plusieurs médecins, appelés de la ville pour donner des soins aux malades du lazaret, puissent rentrer en ville une fois leur visite achevée ; mais, comme conséquence forcée de cet article, il en est un autre qui prescrit aux médecins de se tenir toujours éloignés des pestiférés — *à la distance de plusieurs mètres* — Réduits donc à inspecter de loin et à travers une grille, les malades en état de quitter leurs lits, les médecins ne peuvent s'en rapporter qu'aux récits des gardiens lorsque les malades sont alités. Et, sans vouloir assombrir le tableau plus que de besoin, nous sommes forcés d'ajouter que si les gens de l'art, mûs par ces nobles sentiments, dont nos médecins du lazaret ont donné plus d'un exemple, veulent accomplir la dangereuse mission qui leur est confiée avec toute la rigueur qu'un saint devoir impose, ils se trouvent dans l'alternative ou de refuser aux pauvres malades les soins indispensables ou de violer sciemment le réglement sanitaire.

Énoncer un pareil fait, c'est dire combien il importe qu'une sage révision mette le code et le réglement sanitaires en rapport avec nos mœurs actuelles, et combien il serait à désirer que le gouvernement se décidât à créer un médecin et un chirurgien du lazaret qui seraient tenus de résider toujours dans l'établissement, et auxquels on accorderait des émoluments convenables.

On nous a objecté que lorsqu'il y a des quarantaines qui datent de diverses époques, le médecin en quarantaine avec les uns ne pourrait donner des soins aux autres ; mais cela ne constituerait pas un empêchement sérieux. En effet il est ici plus particulièrement question de la peste ; or, dans le cas (qui ne se renouvellera jamais, il faut l'espérer) où il y aurait encombrement de malades, on pourrait éviter la promiscuité des quarantainaires en nommant trois ou quatre sous-aides temporaires pris à l'hôpital ou ailleurs. Le médecin ou le chirurgien du lazaret qui les aurait sous ses ordres pourrait ensuite les distribuer où il croirait leur présence nécessaire.

Tout ce qui tient aux hangars pour l'aération des marchandises a paru parfaitement calculé à la commission, ainsi que la distance qui sépare les pavillons habités du petit port où l'on débarbarque les marchandises. Il serait cependant à désirer que les marchandises pussent être encore mieux aérées, du moins celles qui, par leur nature, paraissent plus disposées au recèlement des miasmes ou germes pestilentiels.

Sous ce rapport, si l'on réfléchit à ce que, d'une part, le

grand nombre de gens de peine employés à ouvrir les balles de coton qui arrivent de l'Égypte, n'ont jamais été atteints de la peste, du moins il n'en existe aucune observation non-niable ; si, d'ailleurs, il est facile de se convaincre que tous les cas de peste transmis loin du berceau de la maladie l'ont été constamment par des malades, ou parfois, dit-on, par des hardes ou autres objets ayant appartenu et servi à des pestiférés, on comprendra l'utilité qu'il y aurait à diviser les marchandises en deux grandes catégories, et simplifier ainsi l'application du code sanitaire actuel, qui est vraiment illogique, dérisoire même, si l'on songe que le même article sera classé parmi les susceptibles ou les non-susceptibles, selon qu'on le trouvera *sec ou humide.*

Il serait donc possible de simplifier considérablement les dispositions quarantainaires sous ce rapport, en considérant comme susceptibles toutes les matières animales, et comme non-susceptibles celles tirées des deux autres règnes. La soie et la laine appartiendraient conséquemment à la première catégorie, à laquelle on ajouterait les hardes ou objets de literie ayant servi à des malades.

Il existe au lazaret, pour l'aération des hardes, de vastes chambres bâties de façon à laisser circuler l'air partout, et offrant tout autour de nombreux moyens de suspension destinés à recevoir tous les objets qu'on veut aérer. Les quarantainaires ont seuls la clef de ces chambres ; mais une espèce d'œil-de-bœuf, pratiqué dans l'épaisseur de la porte, permet au gardien de voir si l'on se conforme avec exactitude au règlement.

Enfin, et comme mesure de simple précaution, on doit

approuver l'article du règlement qui fait soumettre le numéraire et les lettres au lavage et à la fumigation, attendu que ces articles sont trop souvent et trop longtemps maniés dans les pays suspects pour qu'on n'ait pas à user de quelque prudence à leur égard.

QUARANTAINES.

Le mot *patente* signifie, à proprement parler, le régime sanitaire sous lequel un navire doit être placé en arrivant dans nos ports. C'est conséquemment à tort que l'on dit que tel navire *est entré* avec patente *nette* ou *brute*, attendu que c'est à l'intendance seule qu'il appartient de juger de l'état sanitaire d'un navire, d'après les certificats consulaires, d'après ceux des hommes de l'art, et enfin d'après la déclaration des capitaines.

C'est déjà indiquer toute l'importance d'une bonne intendance sanitaire, et l'impérieuse nécessité de conserver une administration qui, choisie au sein de la cité, a les mêmes intérêts que nous tous à faire respecter.

Il existe trois ordres de patente : nette, suspecte et brute. Pour que l'intendance puisse accorder à un navire la patente *nette*, il faut qu'il soit bien constaté pour elle qu'aux parages d'où le navire est parti, il n'y a pas eu un seul cas de peste depuis 365 jours. La patente *suspecte* est appliquée lorsque les certificats et renseignements ne peuvent pas constater cette longue interruption de cas pestilentiels. La patente *brute*, enfin, doit être rigoureusement appliquée dans toutes les autres circonstances.

Il semble donc résulter des opinions émises au sein de la section médicale du Congrès et surtout du vote qui s'en est suivi :

1° Qu'il est *indispensable* d'apporter des modifications à l'ancien code sanitaire;

2° Que ces modifications doivent surtout porter sur la *patente nette*;

3° Que l'assainissement progressif des contrées, où la peste règne endémiquement, permettra un jour de modifier également les lois sanitaires applicables aux patentes *suspecte* et *brute*.

On s'en remet d'ailleurs à la sagesse et à la prudence du gouvernement pour décider *quand* et *comment* ces dernières modifications devront avoir lieu.

4° La magistrature de santé pourra être continuée aux consuls dans les pays étrangers; la position de ces agents gouvernementaux, le nombre d'employés qu'ils ont sous leurs ordres, l'influence enfin qu'ils exercent dans le Levant, les met à même de bien connaître tout ce qui peut et doit si hautement intéresser leur pays. Conséquemment, il serait peut-être inutile de créer des médecins sanitaires placés dans chaque échelle du Levant.

5° Quant aux médecins navigants : leur institution serait des plus utiles sous plusieurs rapports d'une facile appréciation. Mais pour que leur mission pût être complète, ils devraient être nommés par le ministre du commerce, aggréés par les intendances sanitaires, et se trouver dans une indépendance complète des capitaines. Nous croyons que cette mesure, qui est de l'intérêt de tous, serait vue avec plaisir par les populations maritimes.

Telles sont, Messieurs, les conclusions que l'on peut légitimement tirer des travaux auxquels s'est livrée la section médicale du Congrès. C'est en quelque sorte une *consultation écrite* que le corps médical laisse à la cité qui vient de lui accorder une aussi bienveillante hospitalité. Qu'il soit maintenant permis au rapporteur d'ajouter que ce n'est pas sans quelque émotion qu'il a pu se charger d'un travail à la bonne rédaction duquel le temps manquait, et dont l'application touche à de si grands intérêts. S'il a pu réussir à quelque chose d'utile, c'est au Congrès qu'en revient tout le mérite ; dans le contraire, il lui restera au moins la satifaction d'avoir consciencieusement rempli un devoir avec tout le zèle et toute l'impartialité dont il est susceptible.

Pour copie conforme ,

Le Secrétaire-Général du Congrès,

P.-M. Roux.

NOTE.

L'impartialité rigoureuse que nous nous sommes imposée envers tous les orateurs qui ont pris part à cette importante discussion, nous fait un devoir de soumettre au lecteur le *tableau chronologique* présenté au Congrès par M. le docteur Robert.

La même impartialité nous prescrit toutefois d'ajouter que parmi les faits avancés par M. Robert, il en est, notamment celui relatif au Louqsor, qui ont donné lieu à quelques contestations.

État chronologique et statistique des différentes pestes et fièvres jaunes importées dans le lazaret de Marseille depuis 1720.

Pestes.

ANNÉES.	NOMS DES CAPITAINES.	NOMBRE DES MALADES.	MORTS.	GUÉRIS.
1760	Billon	6	5	1
1768	Brun	9	5	4
1784	Millich	17	16	1 (1)
1785	Daniel	4	4	»
1786	Pay	1	1	»
1786	Bernardi	4	3	1 (2)
1796	Rodriguez	3	2	1
1819	Anderson	6	4	2 (3)
1825	Audibert	5	4	1
1837	Vap. Léonidas	3	3	»
1845	Vap. Louqsor	1	»	1
		59	47	12

OBSERVATIONS.

(1) Le capitaine Millich était parti d'Alexandrie, où régnait la peste, avec 150 pélerins qui sont restés 24 jours au lazaret de Mar-

seille sans maladie apparente. Avant leur départ pour Tanger, quatre gardes de santé, employés à leur surveillance et le chirurgien Germain, qui a soigné les gardes, sont morts de la peste ; trois pèlerins ont été atteints de la même maladie trois jours après leur départ du lazaret et ont succombé en mer.

(2) Le chirurgien quarantainaire Paul, placé auprès des malades du capitaine Bernardi, s'ouvrit lui-même le bubon et guérit. Il n'est mort qu'en 1844 et a jouit pendant 50 ans de la pension de 300 francs.

(3) Un autre chirurgien quarantainaire, Nel, placé auprès du capitaine Anderson, fut atteint des symptômes précurseurs de la peste, et en fut guéri par une transpiration des plus abondantes, provoquée par une potion sudorifique où il entrait trois onces d'acétate d'ammoniaque.

Le garde de santé Fabre, infecté par les vêtements des pestiférés qui furent laissés à Pomègues et qu'il toucha sans s'en douter, car il était extrêmement myope, mourut au lazaret avec un bubon, un large charbon, des pétéchies ; en proie, en outre, à un délire furieux.

Fièvres Jaunes.

ANNÉES.	NOMS DES CAPITAINES.	NOMBRE DES MALADES.	MORTS.	GUÉRIS.
1802	Hallowel	4	2	2 (1)
1804	Guimbert	6	5	1 (2)
1804	Limpté	1	1	»
1804	Hendrisksen	1	1	»
1804	Solland	2	2	»
1804	Schulz	6	4	2
1821	Mold	28	17	11 (3)
		48	32	16

OBSERVATIONS.

(1) Le capitaine Hallowel, commandant *la Colombia*, était resté longtemps au mouillage à la Havane ; il n'y avait point eu de malades à bord pendant la traversée ; la fièvre jaune se déclara après 11 jours de quarantaine lorsqu'on eut débarqué la moitié de la cargaison, composée de balles de sucre. Les miasmes étaient

probablement au fond du navire, introduits par l'air exporté de la Havane.

(2) Les deux gardes de santé Pélissier et Caron, attachés au capitaine Guimbert, périrent de la fièvre jaune au lazaret.

(3) Trois autres gardes de santé périrent de la même maladie, au lazaret : ils étaient attachés au capitaine Mold, qui a perdu 17 personnes en y comprenant ces trois gardes.

ROBERT, D. M. P.
Médecin du Lazaret de Marseille.

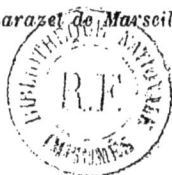

www.ingramcontent.com/pod-product-compliance
Lightning Source LLC
Chambersburg PA
CBHW032311210326
41520CB00047B/2897